FACULTÉ DE MÉDECINE DE LYON
(Laboratoire de M. Morat)

LE CONVALLARIA MAÏALIS

SON ACTION PHYSIOLOGIQUE SUR LE CŒUR

PAR

LE Dr CHARLES REBOUL
Chef des travaux de physiologie à la Faculté de médecine de Lyon,
Ex-interne des hôpitaux,
Trois fois Lauréat de l'École de médecine,
Membre de la Société des sciences médicales.

LYON
ASSOCIATION TYPOGRAPHIQUE
F. PLAN, RUE DE LA BARRE, 12.

1884

FACULTÉ DE MÉDECINE DE LYON
(Laboratoire de M. Morat)

LE

CONVALLARIA MAÏALIS

SON ACTION PHYSIOLOGIQUE SUR LE CŒUR

PAR

LE Dr CHARLES REBOUL
Chef des travaux de physiologie à la Faculté de médecine de Lyon,
Ex-interne des hôpitaux,
Trois fois Lauréat de l'École de médecine,
Membre de la Société des sciences médicales.

LYON
ASSOCIATION TYPOGRAPHIQUE
F. PLAN, RUE DE LA BARRE, 12.

1884

LE

CONVALLARIA MAÏALIS

SON ACTION PHYSIOLOGIQUE SUR LE CŒUR

§ I

Si le muguet est un nouveau venu en thérapeutique, on sait que, depuis les temps les plus reculés, il est d'un usage très répandu chez les paysans russes. L'infusion de muguet est regardée chez eux comme un remède légendaire dans les hydropisies et les affections du cœur.

En Allemagne, l'eau distillée du muguet, connue sous le nom d'eau d'or, jouit depuis fort longtemps de propriétés cordiales particulières. La poudre y a été employée diversement comme sternutatoire et comme purgatif. Mais ce n'est qu'en 1880 que le muguet entra dans le domaine scientifique. A cette époque, MM. Troïtsky, Bajajawlensky et Botkin, médecins russes, tentèrent quelques essais à l'aide de cette plante, et instituèrent des expériences dont le journal *Wratsch* publia le résumé.

En France, il n'en fut point question avant 1882. M. Germain Sée, le premier, attira l'attention sur ce médicament et en étudia les effets. Au mois de juillet de la même année, la presse médicale publiait une série de résultats cliniques très heureux obtenus par le professeur de Paris avec des expériences physiologiques dues à M. Bochefontaine.

De ces expériences, on a tiré cette conclusion que « le

« convallaria doit être rangé dans la classe des substances « arrêtant le cœur en systole ventriculaire par opposition à « celles qui arrêtent le cœur en diastole. »

Le muguet fut dès lors très employé et fit l'objet de nombreuses communications au point de vue thérapeutique. Mais bientôt, aux succès premiers, succédèrent de nombreuses déceptions, et devant les résultats peu précis concernant ce côté de la question, le plus grand nombre, sans nier toutefois son action sur le cœur, encouragèrent les expérimentateurs à tenter de nouveaux essais. Nous avons tenu à voir par nous-même ce qu'était le convallaria, l'étude de son action physiogique sur le cœur nous paraissant d'un grand intérêt en raison des applications thérapeutiques qu'il comporte.

§ II

Dans les études qui ont été faites sur le convallaria au point de vue expérimental ou clinique, on a employé divers genres de préparations. Troïtsky employait l'infusion de fleurs seulement, Botkin obtint d'excellents effets avec la teinture à la dose de X à XL gouttes par jour. Dans la suite, on a employé en France l'infusion de fleurs à la dose de 0,35 à 5 grammes, l'alcoolature de XX à XL gouttes, la teinture de 4 à 5 grammes, avec des effets variables, puis enfin l'extrait.

Sous cette forme, le convallaria a toujours paru plus actif et donner les meilleurs résultats; aussi est-ce à l'extrait que nous avons toujours donné la préférence dans nos recherches. Toute la plante fraîchement cueillie a été exprimée sous la presse, et le suc sans aucune addition quelconque a été filtré et simplement réduit à consistance d'extrait, à une température de 60 à 70°. Cette préparation est d'un vert noirâtre, très hygrométrique; sa réaction est légèrement acide, elle conserve sa consistance sans s'altérer aucunement.

Nos premières expériences ont été faites chez la grenouille.

L'animal étant fixé sur une planchette de liège, le cœur est mis rapidement à découvert sans hémorrhagie notable, puis on attend quelques instants que les troubles dus au traumatisme soient dissipés. Alors on introduit sous la peau une quantité donnée du poison. Le temps est noté et l'on observe avec soin toutes les modifications qui surviennent dans les battements du cœur, leur rythme, leur amplitude, les pauses et les arrêts, la forme du cœur dans ces divers états. Ces observations étaient déjà pour nous d'un certain intérêt, parce qu'elles se trouvaient en désaccord avec ce qui a été dit sur la matière. Aussi les avons-nous répétées maintes et maintes fois, faisant varier les conditions de nos expériences jusqu'à ce que tous les résultats possibles nous soient connus avec la facilité de les reproduire à volonté. Les conditions expérimentales étant bien déterminées pour chacun des cas particuliers, nous avons pris divers tracés. Nous n'en reproduisons qu'un de ceux pris chez la grenouille, celui qui montre l'action première et fondamentale de ce poison sur le cœur, à savoir : *le ralentissement des battements et l'arrêt en diastole.* Dans nos recherches faites sur le cœur de la grenouille, on trouvera enfin des expériences complémentaires destinées à l'interprétation des faits.

La dernière partie de notre travail se compose d'expériences faites sur des animaux à sang chaud : cobayes, chats, lapins et chiens. Ici, c'est la méthode graphique, les manomètres enregistreurs qui ont remplacé l'observation directe. Les expériences n'en sont que plus précises à tous les points de vue, les moindres phénomènes n'échappent plus à l'observateur et sont inscrits immédiatement avec la plus grande exactitude.

De ces expériences et de leurs divers tracés ressortiront, croyons-nous, des données précieuses pour l'indication du convallaria en thérapeutique.

III

Expérience I. — 4 heures. Dans le sac lymphatique de la cuisse d'une grenouille verte et vigoureuse, on introduit une très petite quantité d'extrait de convallaria. On se représentera la valeur de la dose employée si l'on sait qu'une grosse aiguille a été légèrement plongée dans l'extrait et introduite sous la peau par une petite plaie dont les lèvres sont maintenues béantes pour qu'elles ne retiennent point le poison. Le cœur de la grenouille a été largement découvert pour l'observation, sans hémorrhagie notable. Le péricarde a été ménagé, afin d'éviter sur le cœur une trop grande influence, soit de l'air extérieur, soit de l'haleine de l'observateur. Toutes ces précautions, qui peuvent paraître superflues, ont leur importance dans des expériences aussi délicates.

4 h. 10. Les battements, au nombre de 44 par minute, deviennent irréguliers, le ventricule se contracte imparfaitement et par zones, quelques points de sa paroi restent comme ondulés et lâches pendant sa contraction. Des systoles sont ainsi incomplètes ou avortées. Enfin, les révolutions cardiaques reprennent leur rhythme régulier; cependant, elles présentent parfois des pauses de quelques secondes.

4 h. 20. Les battements diminuent considérablement de nombre, on n'en compte plus que 6 par minute; révolutions cardiaques très régulières.

4 h. 40. 2 ou 3 battements seulement par minute; le cœur est noir et plein de sang, largement aplati et étalé sur lui-même. Les oreillettes restent en diastole aussi bien que le ventricule.

4 h. 45. Le cœur est complètement arrêté. Si on l'excite par un courant induit faible, on n'obtient rien, tandis qu'une excitation forte détermine une révolution complète.

5 h. On ne constate plus de battements.

6 h. Même état.

Cette expérience, que nous avons répétée souvent, est toujours la même quand la dose du poison employée a été très faible. Elle nous montre que, dans cet empoisonnement, le premier effet chez la grenouille est le ralentissement du cœur et l'arrêt en diastole et non en systole, comme on a pu le dire. Nous pouvons donc tirer cette conclusion :

Le convallaria, à très faible dose, ralentit les battements du cœur chez la grenouille jusqu'à l'arrêt complet en diastole.

Nous verrons dans des expériences ultérieures par quel mécanisme physiologique se produit ce phénomène.

Ce fait nouveau nous a paru intéressant, et, afin de le rendre incontestable, nous avons demandé à la méthode graphique de fixer notre observation, ses phases et ses résultats. Nous avons été assez heureux de voir tous nos tracés confirmer nos premières vues. (*V. page* 8.)

Dans ce tracé pris dans les conditions expérimentales exposées plus haut, la dose du poison a été minima ; l'arrêt en diastole n'est survenu qu'au bout de quarante minutes. Le cœur n'a point été séparé de l'animal, mais il repose sur une petite cupule en panier que nous avons construite à cet effet. A chaque systole, il soulève un levier interpuissant dont l'autre extrémité porte le style enregistreur. Nous avons reproduit ce tracé avec un cœur séparé de l'animal et contenant un peu de sang, les crosses liées, puis sur un cœur séparé de l'animal et vide de sang : les résultats ont toujours été les mêmes.

Ceci posé, étudions ce qui se passe quand on emploie une dose plus élevée du poison.

Expérience II. — 3 h. Chez une grenouille disposée comme dans la première expérience, introduisons sous la peau une dose d'extrait plus élevée, soit gros comme une petite tête d'épingle. Après un laps de temps de dix minutes environ, on assiste à des phénomènes très curieux et vraisemblablement d'un autre ordre que les premiers.

3 h. 10. Le ventricule se contracte irrégulièrement, toute la révolution cardiaque se trouble par intervalle, puis re-

PLANCHE I.

Tracé pris sur le cœur de la grenouille arrêt en diastole par le convallaria (dose très faible).

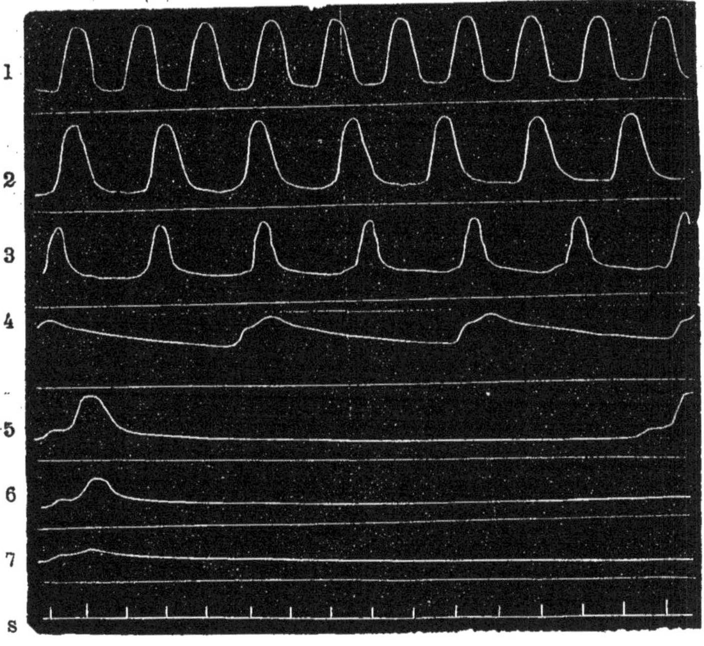

1	tracé avant l'injection sous-cutanée de convallaria.
2	— 10 minutes après l'opération.
3	— 15 — —
4	— 20 — —
5	— 30 — —
6	— 40 — —
7	Arrêt.
s	le temps en secondes.

prend bientôt son rhythme normal, quoique un peu ralenti. Bientôt le ventricule se relâche incomplètement pendant la diastole, il reste comme bridé par places, puis il se resserre sur lui-même et dans sa totalité. La diastole ne se fait plus, tandis que la systole se voit encore, mais à peine ; le sang ne pénètre plus des oreillettes dilatées dans le ventricule, qui est pâle et rigide, la pointe souvent redressée en avant.

3 h. 15. Tout mouvement a disparu. Les excitations électriques sont impuissantes à provoquer un battement. N'abandonnons point notre expérience, le cœur est arrêté, mais il n'est pas mort. Il suffit de l'observer avec un peu de patience et dans un temps de 15 minutes à 1 heure et plus, suivant la dose employée, on verra les battements reparaître.

3 h. 20. Peu à peu, le ventricule se relâche, insensiblement et de plus en plus pendant la période diastolique. Les révolutions cardiaques reprennent leur rhythme, mais elles sont lentes et rares (3 h. 25), 8 par minute. On observe des pauses quelquefois de longue durée. Quelques contractions ventriculaires incomplètes terminent la série et le cœur s'arrête définitivement en diastole (3 h. 30).

Voici donc un second phénomène qui se présente quand on élève la dose du poison, phénomène dû très vraisemblablement à une action exercée sur le muscle lui-même, et qui consiste dans la rigidité du ventricule. Cette phase de rigidité peut se présenter d'emblée et d'une façon persistante dans les doses très élevées.

Expérience III. — Introduisons sous la peau d'une troisième grenouille, toujours disposée dans les mêmes conditions, une dose massive, soit double de l'expérience précédente. Au bout de 10 minutes, l'irrégularité dans les battements du cœur apparaît; à ce trouble passager succèdent quelques révolutions normales, puis le ventricule se resserre sur lui-même, les diastoles ne se font plus, tandis que les contractions systoliques se voient encore, mais à peine. Tout mouvement disparaît. Le ventricule est pâle, petit et serré ; il restera définitivement dans cet état.

Voici un fait constant dans ce cas particulier, qui représente à lui seul les expériences publiées dans la presse médicale sur la matière, expériences très exactes sans doute, mais dans lesquelles les doses massives du poison ont masqué son action première.

Ici seulement notre observation a concordé avec les faits connus, tandis que nos deux premières expériences ont présenté des résultats tout à fait en désaccord avec eux, ce qui ne veut pas dire qu'il y ait contradiction, mais seulement que les conditions expérimentales, comme on a pu le voir, ont été différentes. Cette condition réside dans une dose plus faible du poison.

Des faits observés dans ces trois expériences, nous pouvons donc conclure :

1° Le convallaria maïalis préparé dans des conditions convenables est un poison cardiaque énergique. Il ralentit les battements du cœur de la grenouille, et de plus en plus, jusqu'à *son arrêt en diastole* ; cette action est unique dans les doses faibles ; elle est très nette.

2° A doses plus élevées, on n'observe plus le même phénomène, les battements deviennent plus énergiques et souvent plus fréquents, le cœur entre bientôt dans un état de rigidité que nous appellerons rigidité tonique et non systole, pour ne rien préjuger sur sa nature. A cette phase passagère, qui parfois peut être d'assez longue durée, succèdent de nouveaux battements rhythmiques, mais plus rares, et le cœur s'arrête encore en diastole.

3° Enfin, à doses très-élevées, cette phase de rigidité se montre d'emblée, et la mort arrive quand le cœur est encore dans cet état.

Avant d'étudier l'action du convallaria sur le cœur des animaux supérieurs, cherchons à interpréter ces faits et à déterminer, si possible, leur mécanisme physiologique. Ce n'est pas chose facile, tant la physiologie du cœur est encore complexe. Cependant, il est des hypothèses probables dont on peut vérifier l'exactitude par de nouvelles expériences.

En général, quand un poison arrête le cœur, on peut supposer et dire tout d'abord qu'il porte son action sur les nerfs pneumogastriques, nerfs, comme on sait, modérateurs du cœur. C'est ce que nous allons chercher à vérifier dans le complément de cette étude sur la grenouille.

1° Cet arrêt constaté dans notre première expérience est-il dû à une excitation des vagues, du centre d'arrêt ?

Expérience IV. — Chez une grenouille verte et vigoureuse on pratique la section des pneumogastriques dans les sillons rétro-maxillaires. Le cœur est mis à découvert et une petite dose de convallaria est déposée sous la peau comme dans les expériences précédentes. Au bout de 15 minutes, le rhythme cardiaque est troublé, les battements qui paraissent plus énergiques vont en diminuant de nombre, et finalement après 25 minutes le cœur s'arrête en diastole comme dans la première expérience. Ce phénomène est constant et ne diffère d'une grenouille à l'autre que par la différence de temps qu'il met à se produire.

Cette expérience nous montre que l'arrêt n'est point dû à une excitation des centres modérateurs bulbaires, comme on était en droit de le supposer.

2° Cet arrêt est-il dû à une action sur les nerfs d'arrêt intra-cardiaques ? Ne pouvant éliminer ceux-ci comme nous l'avons fait des premiers, nous dûmes recourir à un autre procédé, et la question était plus difficile à élucider. Néanmoins, étant donné que l'atropine paralyse ces nerfs d'arrêt, ou tout au moins étant donné qu'elle doit diminuer leur action, nous avons institué l'expérience suivante :

Expérience V. — Chez une grenouille de belle taille et très vive (2 h. 45), on pratique une injection sous-cutanée de sulfate neutre d'atropine de 0,00 1/2 à 0,001. Cette dose, comme nous en avons pu maintes fois nous en assurer, ne produit d'autre effet apparent sur le cœur de la grenouille qu'une légère accélération des battements avec augmentation d'amplitude.

3 h. On compte 28 battements par minute, la dose habituelle de convallaria est introduite sous la peau.

3 h. 15. Pas de modifications appréciables.

3 h. 25. Les systoles deviennent plus rares et plus énergiques, 20 par minute.

3 h. 35. État un peu rigide du muscle, diastole moins ample.

4 h. Cet état disparaît, les systoles redeviennent normales et se maintiennent entre 18 et 20 par minute.

Le cœur fonctionne ainsi régulièrement jusqu'à 6 heures, heure à laquelle l'observation est suspendue.

Le lendemain, le cœur de cette grenouille, maintenu dans une atmosphère humide, présente environ 12 battements par minute; il fonctionne encore les deux jours suivants. L'observation est abandonnée.

Nous avons répété plusieurs fois cette expérience chez la grenouille atropinisée, jamais nous n'avons obtenu d'arrêt par les doses faibles ou moyennes. Les doses très élevées produisent une rigidité du muscle plus ou moins persistante. L'arrêt en diastole signalé dans notre première expérience, survenant au début, ne se présente plus.

L'atropine a donc introduit une condition nouvelle telle, que l'arrêt dont il vient d'être question ne se produit plus. Cette condition, nous admettons que c'est la paralysie des nerfs modérateurs intra-cardiaques. C'est donc sur ces nerfs que le convallaria portait tout d'abord son action pour ralentir et arrêter le cœur en diastole. On ne saurait, croyons-nous, donner à ce phénomène d'arrêt d'autre interprétation et dire, par exemple que le convallaria arrête le cœur par action dépressive ou paralysante sur le système excito-moteur. En effet, ce système est censé être resté intact, l'atropine est sans action sur lui ; or, le cœur ne s'arrête plus. Evidemment il n'est pour rien dans le phénomène de l'arrêt. Nous dirons enfin, pour confirmer notre manière de voir, qu'étant donné deux grenouilles chez lesquelles le cœur a été arrêté par une petite dose de convallaria (0 gr. 002), si l'on dépose sur le cœur de l'une une petite dose d'atropine (0 gr. 001), nous avons vu les battements reparaître chez cette dernière, tandis que chez la grenouille simplement convallariée le cœur restait en arrêt.

Notre raisonnement a pour base ce fait anatomo-physiologique incontestable, que le cœur est sous l'influence de deux forces nerveuses antagonistes, l'une modératrice, l'autre excito-motrice. Mais il admet de plus comme prémisses que l'une d'elles, la force modératrice, peut être mise hors de cause par l'atropine. Or, les faits nous montrent que l'arrêt cesse de se produire précisément quand cette force modératrice n'agit plus; c'est donc par elle qu'il doit se produire. Le convallaria arrêterait le cœur en excitant les éléments modérateurs de cet organe. Ces éléments modérateurs sont les uns extra-cardiaques (bulbe et pneumogastrique), les autres intra-cardiaques (ganglions du cœur). L'expérience nous apprend encore que c'est par ces derniers que le poison agit, parce que son action persiste après qu'on a mis les premiers hors de cause par la section des vagues.

Nous n'ajouterons pas, du reste, qu'il y a toujours des réserves à faire dans des raisonnements et des conclusions de cette nature. Nous proposons seulement cette explication, parce qu'elle est conforme aux faits et qu'elle nous paraît en valoir une autre.

En résumé, de ce qui précède, nous pouvons donc conclure que :

1° A dose faible, soit 0,002, notre extrait de convallaria ralentit les battements du cœur de la grenouille et l'arrête en diastole en quelques minutes, vraisemblablement en excitant les éléments modérateurs intra-cardiaques.

2° A dose plus élevée, 0,003 à 0,004, cette période est accompagnée ou rapidement suivie d'une action sur le muscle lui-même. Nous avons donné le nom de rigidité tonique à cet état particulier du muscle qui n'est point la rigidité musculaire simple, car elle est souvent passagère pour faire place à de nouvelles contractions normales. Ce n'est pas davantage une systole, ni une fusion de secousses, c'est un état qui n'en dépend nullement, car si nous observons attentivement le cœur quand cet état particulier survient pendant 5 à 10 minutes, quand la dose n'est pas trop élevée, on voit le ventricule pâle, serré sur lui-même, ne recevant plus de sang des oreillettes dilatées, nous présenter encore dans cette rigidité des petites systoles bien rhythmées. Cet état, nous le répétons, est particulier au muscle, car si nous prenons deux ventricules isolés, c'est-à-dire séparés de leurs ganglions nerveux, l'un baigné dans du sérum pur, l'autre dans du sérum convallarié, le premier reste mou et réagit très longtemps aux excitations; tandis que le second se resserre bien vite sur lui-même, s'arrondit sous un très petit volume et ne répond plus aux excitations; il se conduit, en un mot, comme s'il n'avait point été séparé de l'animal.

3° A doses élevées, 0,01 par exemple, cet état de rigidité tonique est persistant et le premier effet du poison ne se montre plus.

Bien que nos recherches aient été limitées à l'action du convallaria sur le cœur, nous dirons cependant, pour terminer ce qui a trait à l'observation chez la grenouille, que, pendant ou après nos expériences, les muscles striés ou lisses, les centres nerveux ne nous ont jamais présenté de modifications sensibles. L'action sur le cœur est le premier effet de ce poison, le cœur est mort quand les autres fonctions ne paraissent pas encore influencées.

§ IV

Nous allons aborder maintenant la dernière partie de notre travail, c'est-à-dire étudier l'action du convallaria sur le cœur des animaux à sang chaud et surtout des mammifères supérieurs; mais, disons-le de suite, l'action sur le cœur des mammifères ne diffère pas essentiellement de ce que nous venons de voir sur le cœur de la grenouille. L'action générale, aussi bien que les accidents principaux dus à cet empoisonnement, sont au fond les mêmes, et l'on ne trouvera dans ce qui va suivre que des variantes, des différences de degré dans la rapidité ou l'intensité des phénomènes.

Expérience VI. — Le 6 octobre 1883, 4 heures 30, chez un cochon d'Inde de taille moyenne et très agile, on pratique une injection hypodermique de V gouttes d'une solution d'extrait de convallaria à 1/10. Le cœur bat à 120 à la minute.

4 heures 35. L'animal tombe affaissé, la démarche est absolument impossible, les battements du cœur sont très ralentis, 40 par minute ; rien de particulier dans les mouvements respiratoires.

4 h. 38. L'animal meurt, on ne perçoit plus aucun battement du cœur. Le thorax, rapidement ouvert, on constate que le cœur présente encore quelques contractions incomplètes, suivies de contractions vermiculaires, puis il s'arrête complètement en diastole. Toutes les cavités du cœur sont très dilatées et pleines de sang.

4 h. 50. Le cœur, de mou qu'il était, devient très dur à la coupe, les cavités ventriculaires sont complètement effacées.

Cette expérience nous montre avec quelle rapidité la mort survient chez le cobaye. Une dose de 4 à 5 centigr. a amené l'arrêt du cœur en 6 à 8 minutes. Ici encore, et comme chez tous les autres animaux, le cœur s'arrête en diastole. Il est à remarquer que pendant l'empoisonnement, disons-le dès à présent, on n'observe pas chez les mammifères ce phénomène de rigidité que nous avons signalé chez la grenouille.

Nous avons reproduit cette expérience chez le chat, et chez cet animal de plus forte taille, nous avons pu, en mettant le bout central de la carotide en communication avec un manomètre, enregistrer toutes les phases de l'expérience. Nous ne représenterons pas ici ces tracés, pas plus que ceux pris sur le lapin, car ils ne présentent pas de différences sensibles avec ceux pris chez le chien. Après un ralentissement de plus ou moins longue durée, les systoles deviennent de plus en plus fréquentes, puis survient une période d'asystolie et la mort.

Chez le chien, qui a fait plus particulièrement l'objet de notre étude, les diverses phases du tracé sont plus accusées, l'action successive du poison sur les systèmes nerveux d'arrêt et excito-moteur du cœur paraît plus nettement délimitée. Jamais le cœur ne s'est arrêté en systole.

Expérience VII. — Chez un chien de taille moyenne et anesthésié par le chloroforme (l'anesthésie terminée depuis 10'), on prend la pression vasculaire au moyen d'un sphygmoscope mis en communication, d'une part, avec le bout central de la fémorale, de l'autre avec un tambour enregistreur. Le temps en secondes et une ligne de zéros sont inscrits au-dessous du tracé. Comme on peut le voir (pl. II), les systoles très régulières sont au nombre de 7 par 4 secondes en moyenne. En *X* on pratique dans la jugulaire une injection lente de XV gouttes d'une solution d'extrait de convallaria dans l'eau distillée à 1/5, soit 0,25 du poison.

Bientôt on voit les systoles diminuer de nombre en même temps qu'elles augmentent d'amplitude, on n'en compte plus que 4 et 3 par 4 seconde au lieu de 7, soit une diminution de 1/2. Voilà donc une première phase : ralentissement des battements du cœur, augmentation dans l'amplitude des systoles, phénomène important, croyons-nous, et que le médecin pourra rechercher dans les applications thérapeutiques.

Ce ralentissement ne va jamais, comme chez la grenouille, jusqu'à l'arrêt; mais à cette première période, et sans interruption, en succède une autre que l'on pourrait appeler la phase toxique, car elle précède la mort du cœur. Les phénomènes changent d'aspect : de rares et énergiques, les systoles deviennent très fréquentes et de plus en plus petites. De 3 par 4 seconde, elles remontent à 15, la pression vasculaire monte encore, puis les systoles sont troublées, petites et irrégulières ; la pression tombe à zéro, le cœur est mort. (Voir page 17.)

Le thorax rapidement ouvert, nous trouvons le cœur en diastole, absolument mou et plein de sang.

Il nous reste maintenant à étudier les phénomènes que nous représente ce tracé et à chercher par de nouvelles expériences, comme nous l'avons fait chez la grenouille, quelle interprétation on peut leur donner, en un mot quelle est l'action intime de ce poison sur les divers éléments du cœur.

Tout d'abord, à quoi faut-il attribuer la période de ralen-

Planche II.

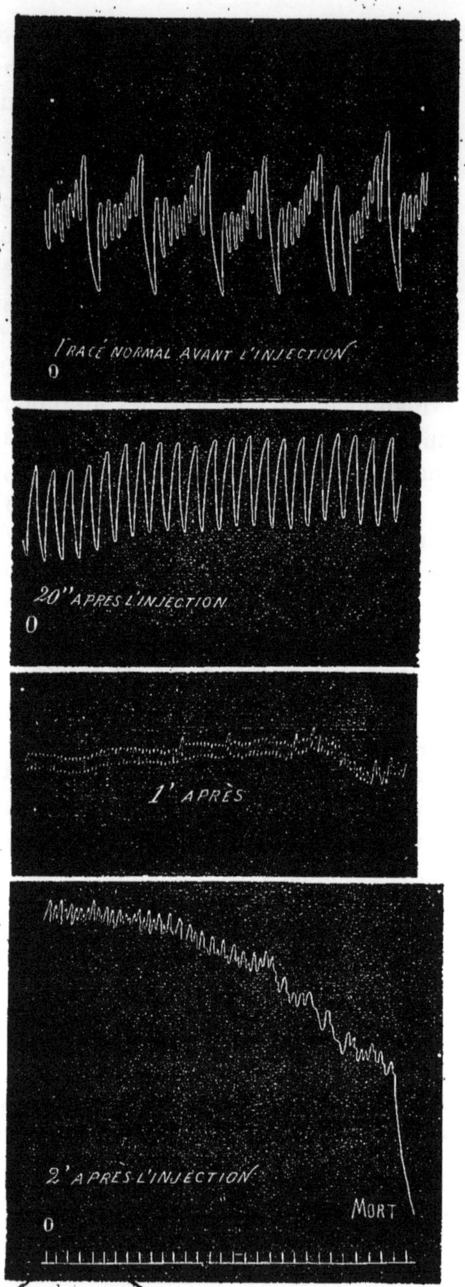

(A)

Action du convallaria sur le cœur du chien.

TRACÉ NORMAL AVANT L'INJECTION

0

(B)

20'' APRÈS L'INJECTION

0

Tracé pris dans l'artère fémorale.

(C)

1' APRÈS

Injection dans la veine de 0,40 c.

(D)

2' APRÈS L'INJECTION

MORT

0

tissement qui suit l'injection (en B) ? Ce ralentissement est-il, comme chez la grenouille, le résultat d'une action sur les nerfs modérateurs du cœur, du centre ou de la périphérie ?

Pour juger la question, en ce qui est des nerfs d'arrêt d'origine centrale, nous avons, comme chez la grenouille, fait la section préalable des deux pneumogastriques dans la région du cou.

Expérience VIII. — Tout est disposé comme dans l'expérience précédente pour enregistrer les battements du cœur. Ces battements, d'abord troublés et très rapides après la section des nerfs, reprennent bientôt un rhythme régulier tout en conservant une plus grande fréquence. On pratique alors en *X*, pl. III, une injection-intra-veineuse de 0,35 d'extrait de convallaria. Après 25 secondes, la pression monte quelque peu et les systoles diminuent de nombre dans la même proportion que dans l'expérience VII ; puis à ce ralentissement fait suite une phase d'accélération avec augmentation de pression, les systoles deviennent plus petites et irrégulières. La pression tombe à zéro, le cœur est mort. (*Voir page suivante.*)

On voit donc que la section des pneumogastriques n'a point changé les résultats de notre première expérience : la phase de ralentissement, aussi bien que les autres périodes du tracé, ne présentent pas de modifications sensibles. Et nous dirons que ce ralentissement ne peut être attribué à une excitation des centres modérateurs. — A la fin de cette expérience, nous avons excité le bout périphérique du pneumogastrique droit à plusieurs reprises et avec des courants d'intensité croissante ; on peut dire que ces excitations sont restées impuissantes.

Désirant enfin savoir si ce phénomène d'arrêt tenait et pouvait être attribué, comme chez la grenouille, à une excitation des nerfs modérateurs intra-cardiaques, nous avons institué l'expérience suivante.

PLANCHE III

TRACÉ APRÈS LA SECTION DES VAGUES
x
Injection de Convallaria dans la Veine
0 gr 35

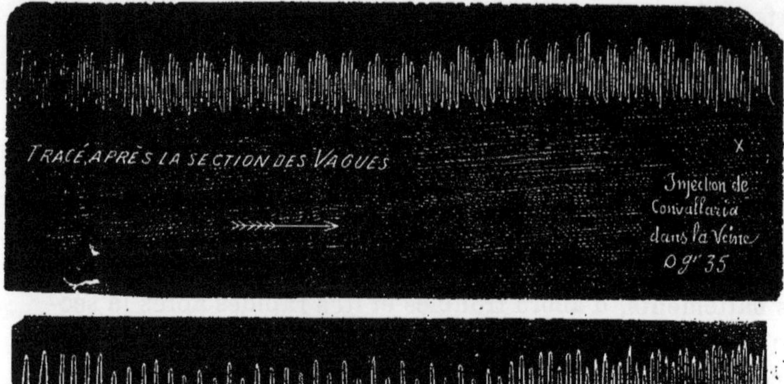

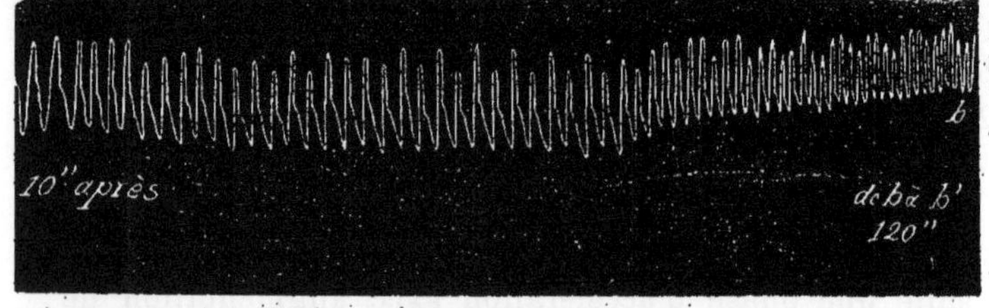

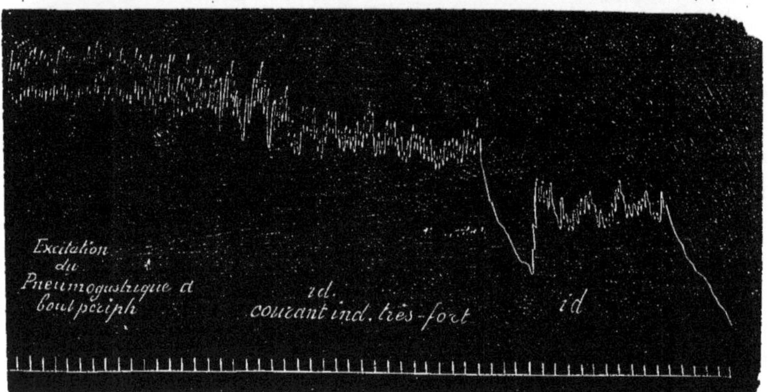

EXPÉRIENCE IX. — Chez un chien de taille moyenne et vigoureux, on fait une injection sous-cutanée de sulfate neutre d'atropine de 0,002. — Les battements du cœur augmentent bientôt de fréquence ; après 15 minutes environ, on pratique dans la veine jugulaire une injection de 0,50 c. d'extrait de convallaria. — La pression vasculaire ne tarde

PLANCHE IV.

Action du convallaria sur le cœur du chien.
Injection préalable d'atropine.

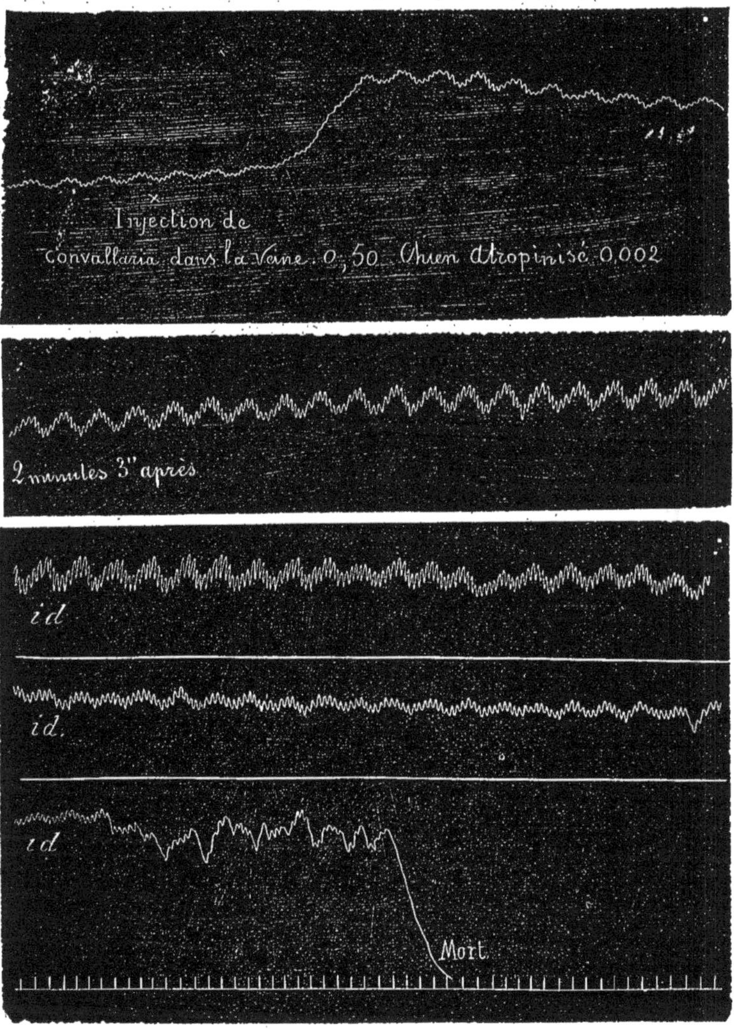

pas à monter (pl. IV) ; il est à remarquer que le nombre des systoles ne varie pas pendant toute la durée de l'expérience, qui est de 10' depuis l'injection de convallaria jusqu'à la mort. Les battements du cœur étaient de 7 en 3 secondes avant l'injection de convallaria, et ce nombre persiste ainsi jusqu'à la fin, comme on peut le voir sur le tracé. Le convallaria n'a produit qu'une modification qui est l'élévation de la pression, accompagné d'une plus grande amplitude dans les systoles.

Nous avons vu que, chez la grenouille atropinisée, le convallaria produisait un ralentissement moindre des battements du cœur et ne l'arrêtait jamais. Chez le chien, on ne constate aucun ralentissement.

Cette dernière expérience vient donc encore confirmer nos observations premières faites sur la grenouille et nous permet de conclure que ce ralentissement est dû à une excitation des éléments modérateurs intra-cardiaques, puisque ceux-ci étant supprimés (nous l'admettons) par l'action de l'atropine, le convallaria ne produit plus ce ralentissement.

Le tracé ci-dessus met de nouveau en évidence un fait signalé déjà plus haut à propos de la grenouille, et qui nous paraît intéressant : c'est que, chez l'animal atropinisé, le convallaria ne ralentit plus le cœur. Tous les raisonnements que l'on peut faire sur l'antagonisme des substances agissant sur le cœur peuvent retrouver leur place ici, et ceci d'autant mieux qu'il est en quelque sorte nécessaire d'être fixé d'avance sur le mécanisme de cet antagonisme pour être à même de localiser exactement l'action de ces différents poisons sur tel ou tel élément nerveux du cœur. Nous avons adopté plus haut pour l'explication de ces faits la théorie qui paraît le plus généralement acceptée ; nous nous sommes basé sur elle pour donner une explication plausible de l'action et de la localisation des poisons dont nous venons de faire l'analyse physiologique. Le même raisonnement appliqué aux expériences que nous avons poursuivies sur les mammifères nous conduirait aux mêmes conclusions, les faits étant, comme on a pu le voir, à peu de chose près, identiques ; c'est là le côté théorique de la question, celui, par conséquent, qui peut être sujet à vérification ou à changement.

Néanmoins de cette étude nous paraissent ressortir des faits nouveaux et qui nous semblent acquis, à savoir : que le convallaria agit primitivement sur le système nerveux du cœur, qu'il agit sur les éléments intra-cardiaques de ce système et que cette action, quel qu'en soit le mécanisme intime, consiste dans un ralentissement ou un arrêt des battements cardiaques.

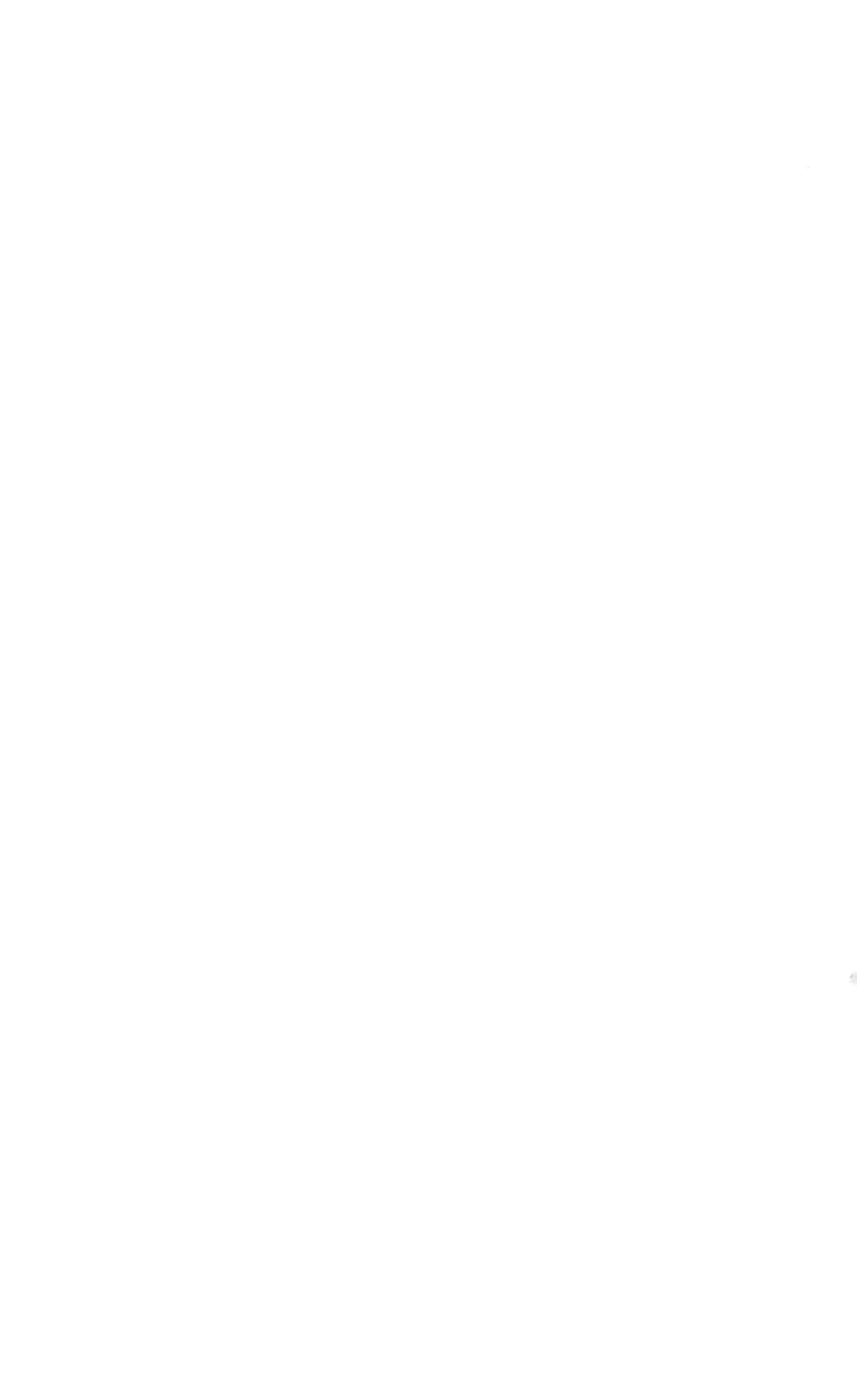

www.ingramcontent.com/pod-product-compliance
Ingram Content Group UK Ltd.
Pitfield, Milton Keynes, MK11 3LW, UK
UKHW021155230726
13926UKWH00001B/114

9 782014 088960